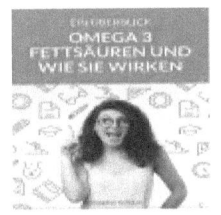

I0469194

Einleitung:

Omega-3- und ω6-Fettsäuren sind im menschlichen Körper nicht umwandelbar und wichtige Bestandteile praktisch aller Zellmembranen. (1) Während zelluläre Proteine genetisch determiniert sind, ist die Zusammensetzung der Zellmembranen mit mehrfach ungesättigten Fettsäuren (PUFA) in hohem Maße von der Nahrungsaufnahme abhängig. (1)

Es existieren zahlreiche wissenschaftliche Studien, welche die Auswirkungen von Omega 3 Fettsäuren auf den menschlichen Körper untersucht haben (1-39) und diesbezüglich interessante Erkenntnisse zutage gebracht haben.

Omega-6 (n-6) und Omega-3 (n-3) mehrfach ungesättigte Fettsäuren (PUFA) sind Vorläufer wirksamer Lipidmediatoren, die als Eicosanoide bezeichnet werden und eine wichtige Rolle bei der Regulation von Entzündungen spielen. (2)

Von n-6-PUFA abgeleitete Eicosanoide haben entzündungshemmende und immunaktive Funktionen, wohingegen von n-3-PUFA abgeleitete Eicosanoide traditionell entzündungshemmende Eigenschaften haben, wegen ihre Fähigkeit, die Bildung von von n-6 PUFA abgeleiteten Eicosanoiden zu hemmen. (2) Die typische westliche Ernährung weist ein viel größeres Verhältnis von n-6-PUFAs im Vergleich zu n-3-PUFAs auf. (1)

Ein geringeres Verhältnis von Omega-6 / Omega-3-Fettsäuren ist wünschenswerter, um das Risiko vieler chronischer Krankheiten mit hoher Prävalenz in westlichen Gesellschaften sowie in Entwicklungsländern, zu verringern. (3)

Das vorliegende Buch fasst überblicksmäßig einige der wesentlichen evaluierten Wirkungen von Omega 3 Fettsäuren anhand von wissenschaftlichen Studien zusammen.

Unter den Fettsäuren sind es die mehrfach ungesättigten Omega-3-Fettsäuren (PUFA), die die stärksten immunmodulatorischen Aktivitäten aufweisen, und unter den Omega-3-PUFA diejenigen aus Fischöl - Eicosapentaensäure (EPA) und Docosahexaensäure (DHA) -. sind biologisch wirksamer als α-Linolensäure (ALA). (4) Einige der Wirkungen von Omega-3-PUFA werden durch Modulation der Menge und der Arten der hergestellten Eicosanoide hervorgerufen, und andere Wirkungen werden durch Eicosanoid-unabhängige Mechanismen hervorgerufen, einschließlich Wirkungen auf intrazelluläre Signalwege, Transkriptionsfaktoraktivität und Genexpression. (4)

Tierversuche und klinische Interventionsstudien zeigen, dass Omega-3-Fettsäuren entzündungshemmende Eigenschaften haben und daher bei der Behandlung von Entzündungs- und Autoimmunerkrankungen nützlich sein könnten. (4) Koronare Herzkrankheiten, schwere Depressionen, Altern und Krebs sind durch einen erhöhten Spiegel an Interleukin 1 (IL-1), einem entzündungsfördernden Zytokin, gekennzeichnet. (4) In ähnlicher Weise sind Arthritis, Morbus Crohn, Colitis ulcerosa und Lupus erythematosis Autoimmunerkrankungen, die durch einen hohen IL-1-Spiegel und das durch Omega-6-Fettsäuren produzierte proinflammatorische Leukotrien LTB4 gekennzeichnet sind. (4) Es gab eine Reihe klinischer Studien, in denen die Vorteile einer Nahrungsergänzung mit Fischölen bei verschiedenen entzündlichen und autoimmunen Erkrankungen des Menschen untersucht wurden, darunter rheumatoide Arthritis, Morbus Crohn, Colitis ulcerosa, Psoriasis, Lupus erythematodes, Multiple Sklerose und Migränekopfschmerzen. (4) Viele der placebokontrollierten Versuche mit Fischöl bei chronisch entzündlichen Erkrankungen zeigen einen möglichen Nutzen, einschließlich einer verringerten Krankheitsaktivität und eines verringerten Einsatzes von entzündungshemmenden Arzneimitteln. (4)

Wirkmechanismen:

Bisherige Untersuchungen zur Wirkung von Omega 3 Fettsäuren legen folgendes nahe: (5)

- Verringern das Risiko für Thrombosen, was zu Herzinfarkten und Schlaganfall führen kann

- Senkung der Triglycerid- und Lipoproteinspiegel

- Verringerung der Wachstumsrate atherosklerotischer Plaques

- Verbesserung der Endothelfunktion.

- (leichte) Blutdrucksenkung

- Reduzierung von Entzündungsreaktionen (5)

u.a. (siehe einschlägige Literatur-Referenzen)

Es wurde berichtet, dass Patienten mit Depressionen mit Abnormalitäten von mehrfach ungesättigten Omega-3-Fettsäuren in Verbindung gebracht werden, einschließlich signifikant niedriger Eicosapentaensäure und Docosahexaensäure im Zellgewebe (Membran roter Blutkörperchen, Plasma usw.). (6) Es sind jedoch weitere Studien erforderlich, um dessen Beziehung zu untermauern. Nach den vorläufigen Studienergebnissen könnte Omega-3-PUFA den kurzfristigen Krankheitsverlauf verbessern und wurde bei Patienten mit schweren depressiven Störungen gut vertragen. (6)

n-3PUFAs sind eine Familie mehrfach ungesättigter Fettsäuren, die aufgrund der Positionierung der ersten Doppelkohlenstoffbindung am dritten Atom vom Methylende der Acylkette als solche bezeichnet werden. (7-10)

Zu den Nahrungsquellen von Omega 3 gehören bestimmte Nüsse und Samen wie Walnüsse, Leinsamen- und Rapsöl, fetthaltiger Fisch, einige Weißfische, Schalentiere und andere Meeresfrüchte wie Seetang sowie bestimmte Eier und tierische Produkte, je nach Ernährung des Tieres . (7-9)

In Kanada sind 5,5 Millionen (16% der Kanadier) älter als 65 Jahre, und Schätzungen zufolge werden es bis 2024 etwa 20% sein. (15) Ein Hauptanliegen in Hinblick auf das Alter ist ein Rückgang der Gesundheit, insbesondere wenn dies zu einem Verlust von Unabhängigkeit führt. (15) Das Gehirn enthält 60% Fett und ist eines der Organe mit hoher Konzentration an langkettigen Omega-3-Fettsäuren wie Docosahexaensäure (DHA). (15) Während des Alterns kommt es zu physiologischen Veränderungen im Fettstoffwechsel, die auch Auswirkungen auf die Gehirnstruktur und den DHA-Spiegel haben könnten. (15)

Omega 3 Fettsäuren und Krebs:

Der Zusammenhang, dass der Verzehr von marinen Omega-3-Fetten mit einem geringeren Krebsrisiko zusammenhängt, ist insgesamt schlecht. (16, 17)

Omega 3 Fettsäuren und das Herz:

Studien zeigen folgendes: Hinweise in der Bevölkerung sprechen im Allgemeinen nicht für eine vorteilhafte Rolle der Supplementierung mit Omega-3-Fettsäuren bei der Vorbeugung von Herz-Kreislauf-Erkrankungen (einschließlich Myokardinfarkt und plötzlichem Herztod) oder Schlaganfall. (18-22)

Mögliche Vorteile von Omega-3-Fettsäuren sind die Senkung des Blutdrucks, die Verringerung der Triglyceridkonzentration im Serum, die Erhöhung der Plaquestabilität und die Verbesserung der Endothelfunktion [7–10]. Im Zusammenhang mit früheren akuten Myokardinfarkten wurde beschrieben, dass Omega 3 Fettsäuren möglicherweise zu Vorteilen in diesem Zusammenhang führen könnten [10–13].

Jedoch hat sich auch gezeigt, dass eine Supplementation mit Omega-3-Fettsäuren für Patienten mit früherem Myocardinfarkt wahrscheinlich keinen Nutzen bringt. (14)

Metabolisches Syndrom:

Eine systematische Übersicht aus dem Jahr 2013 ergab vorläufige Hinweise auf einen Nutzen für die Senkung des Entzündungsniveaus bei gesunden Erwachsenen und bei Menschen mit einem oder mehreren Biomarkern für das metabolische Syndrom. (23) Der Verzehr von Omega-3-Fettsäuren aus marinen Quellen senkt die Blutmarker für Entzündungen wie C-reaktives Protein, Interleukin 6 und TNF alpha. (24)

Kognitives Altern: Epidemiologische Studien lassen keinen Schluss zu, dass Omega-3-Fettsäuren die Mechanismen der Alzheimer-Krankheit beeinflussen. (28) Es gibt vorläufige Hinweise auf eine Wirkung bei leichten kognitiven Problemen, aber keine, die eine Wirkung bei gesunden Menschen oder Menschen mit Demenz belegen. (25-27)

Empfehlungen:

Die American Heart Association (AHA) hat aufgrund ihres kardiovaskulären Nutzens Empfehlungen für EPA und DHA ausgesprochen: Personen ohne koronare Herzkrankheit oder Myokardinfarkt in der Vorgeschichte sollten zweimal pro Woche fettigen Fisch verzehren und die "Behandlung mit EPA + DHA ist angemessen" für diejenigen, bei denen eine koronare Herzkrankheit diagnostiziert wurde. (29) Für letztere empfiehlt die AHA keine bestimmte Menge an EPA + DHA, obwohl sie feststellt, dass die meisten Studien bei oder nahe 1000 mg / Tag lagen. Der Nutzen scheint in der Größenordnung einer Abnahme des relativen Risikos um 9% zu liegen. (29)

Schlussfolgerung:

Omega-3-freie Fettsäuren sind entzündungshemmende Substanzen in Meeresfischen, die mehrere gesundheitliche Vorteile haben bzw. haben könnten. (1-39) Diese Verbindungen wurden zur Behandlung von entzündlichen Erkrankungen wie rheumatoider Arthritis (30, 31) und IgA-Nephropathie (32) verwendet. Darüber hinaus verringert die Verabreichung von Omega-3-freien Fettsäuren die Konzentration von Serumtriglyceriden bei Patienten mit Dyslipidämie. (33, 34)

Neben der hier erwähnten Auswahl an zusammengefassten Studienergebnissen zum Thema Omega 3 Fettsäuren, bleiben weitere Studienergebnisse abzuwarten.

Für weiterführende Informationen zum Thema wird auf einschlägige Literatur verwiesen (siehe Referenzen).

Referenzen:

1. A P Simopoulos.Omega-3 fatty acids in health and disease and in growth and development

The American Journal of Clinical Nutrition, Volume 54, Issue 3, September 1991, Pages 438–463.

2. Rebecca Wall R Paul Ross Gerald F Fitzgerald Catherine Stanton.Fatty acids from fish: the anti-inflammatory potential of long-chain omega-3 fatty acids. Nutrition Reviews, Volume 68, Issue 5, 1 May 2010, Pages 280–289.

3. AP Simopoulos - Biomedicine & pharmacotherapy, 2002 – Elsevier. The importance of the ratio of omega-6/omega-3 essential fatty acids.

4. Artemis P. Simopoulos. Omega-3 Fatty Acids in Inflammation and Autoimmune Diseases. Journal of the American College of Nutrition . Volume 21, 2002 - Issue 6

5. PM Kris-Etherton, WS Harris, LJ Appel. Omega-3 fatty acids and cardiovascular disease. Arterioscler Thromb Vasc Biol, 2003.

6. Kuan-PinSu· Shih-YiHuang· Chih-ChiangChiu· Winston W.Shen. Omega-3 fatty acids in major depressive disorder: A preliminary double-blind, placebo-controlled trial. European Neuropsychopharmacology. Volume 13, Issue 4, August 2003, Pages 267-271

7. Calabresi L, Villa B, Canavesi M, Sirtori CR, James RW, Bernini F, et al. An omega-3 polyunsaturated fatty acid concentrate increases plasma high-density lipoprotein 2 cholesterol and paraoxonase levels in patients with familial combined hyperlipidemia. Metabolism. 2004;53(2):153–158. doi: 10.1016/j.metabol.2003.09.007.

8. Foundation., B.N . n-3 fatty acids and health: briefing paper. London: British Nutrition Foundation; 1999. [Google Scholar]

9. Bhatnagar D, Durrington PN. Omega-3 fatty acids: their role in the prevention and treatment of atherosclerosis related risk factors and complications. Int J Clin Pract. 2003;57(4):305–314.

10. Thies F, Garry JM, Yaqoob P, Rerkasem K, Williams J, Shearman CP, et al. Association of n-3 polyunsaturated fatty acids with stability of atherosclerotic plaques: a randomised controlled trial. Lancet. 2003;361:477–485. doi: 10.1016/S0140-6736(03)12468-3.

11. Cawood AL, Ding R, Napper FL, Young RH, Williams JA, Ward MJ, Gudmundsen O, Vige R, Payne SP, Ye S, Shearman CP, Gallagher PJ, Grimble RF, Calder PC. Eicosapentaenoic acid (EPA) from highly concentrated n-3 fatty acid ethyl esters is incorporated into advanced atherosclerotic plaques and higher plaque EPA is associated with decreased plaque inflammation and increased stability. Atherosclerosis. 2010;212(1):252–259. doi: 10.1016/j.atherosclerosis.2010.05.022.

12. Bang HO, Dyerberg J. Plasma lipids and lipoproteins in Greenlandic west coast eskimos. ActaMedicaScandinavica. 1972;192:85–94.

13. Bang HO, Dyerberg J, Hjorne N. The composition of food consumed by Greenland Eskimos. ActamedicaScandinavica. 1976;200:69–73.

14. ,Federico Popoff ,Giselle Balaciano Ariel Bardach, Daniel Comandé,Vilma Irazola, Hugo Norberto Catalano, and Ariel Izcovich. Omega 3 fatty acid supplementation after myocardial infarction: a systematic review and meta-analysis. BMC Cardiovasc Disord. 2019; 19: 136.

15. Chevalier L, Chappus-McCendie H, Roberge C, Plourde M. Omega-3 PUFA metabolism and brain modifications during aging. Prog Neuropsychopharmacol Biol Psychiatry. 2019 May 29:109662.

16. "Omega-3 Fatty Acids — Health Professional Fact Sheet". US National Institutes of Health, Office of Dietary Supplements. 2 November 2016. Retrieved 5 April 2017.

17. Sala-Vila A, Calder PC (October–November 2011). "Update on the relationship of fish intake with prostate, breast, and colorectal cancers". Critical Reviews in Food Science and Nutrition. 51 (9): 855–71.

18. Rizos EC, Ntzani EE, Bika E, Kostapanos MS, Elisaf MS (September 2012). "Association between omega-3 fatty acid supplementation and risk of major cardiovascular disease events: a systematic review and meta-analysis". JAMA. 308(10): 1024–33.

19. Colomer R, Moreno-Nogueira JM, García-Luna PP, García-Peris P, García-de-Lorenzo A, Zarazaga A, Quecedo L, del Llano J, Usán L, Casimiro C (May 2007). "N−3 fatty acids, cancer and cachexia: a systematic review of the literature". Br. J. Nutr. 97 (5): 823–31.

20. Kwak SM, Myung SK, Lee YJ, Seo HG (May 2012). "Efficacy of omega-3 fatty acid supplements (eicosapentaenoic acid and docosahexaenoic acid) in the secondary prevention of cardiovascular disease: a meta-analysis of randomized, double-blind, placebo-controlled trials". Archives of Internal Medicine. 172 (9): 686–94.

21. Billman GE (October 2013). "The effects of omega-3 polyunsaturated fatty acids on cardiac rhythm: a critical reassessment". Pharmacology & Therapeutics. 140 (1): 53–80.

22. Abdelhamid, Asmaa S; Brown, Tracey J; Brainard, Julii S; Biswas, Priti; Thorpe, Gabrielle C; Moore, Helen J; Deane, Katherine HO; AlAbdulghafoor, Fai K; Summerbell, Carolyn D; Worthington, Helen V; Song, Fujian; Hooper, Lee (18 July 2018). "Omega-3 fatty acids for the primary and secondary prevention of cardiovascular disease". Cochrane Database of Systematic Reviews. 7: CD003177.

23. Robinson LE, Mazurak VC (2013). "n−3 Polyunsaturated fatty acids: Relationship to inflammation in health adults and adults

exhibiting features of metabolic syndrome". Lipids. 48(4): 319–32. doi:10.1007/s11745-013-3774-6

24. Li K1, Huang T, Zheng J, Wu K, Li D (February 2014). "Effect of marine-derived n−3 polyunsaturated fatty acids on C-reactive protein, interleukin 6 and tumor necrosis factor α: a meta-analysis". PLOS ONE. 9 (2): e88103.

25. Mazereeuw G, Lanctôt KL, Chau SA, Swardfager W, Herrmann N (July 2012). "Effects of ω-3 fatty acids on cognitive performance: a meta-analysis". Neurobiology of Aging. 33 (7): 1482.e17–29.

26. Chew EY, Clemons TE, Agrón E, Launer LJ, Grodstein F, Bernstein PS (August 2015). "Effect of Omega-3 Fatty Acids, Lutein/Zeaxanthin, or Other Nutrient Supplementation on Cognitive Function: The AREDS2 Randomized Clinical Trial". JAMA. 314 (8): 791–801.

27. Forbes SC, Holroyd-Leduc JM, Poulin MJ, Hogan DB (December 2015). "Effect of Nutrients, Dietary Supplements and Vitamins on Cognition: a Systematic Review and Meta-Analysis of Randomized Controlled Trials". Canadian Geriatrics Journal. 18 (4): 231–45.

28. Cederholm T, Palmblad J (March 2010). "Are omega-3 fatty acids options for prevention and treatment of cognitive decline and dementia?". Current Opinion in Clinical Nutrition and Metabolic Care. 13 (2): 150–55.

29. Siscovick DS, Barringer TA, Fretts AM, Wu JH, Lichtenstein AH, Costello RB, Kris-Etherton PM, Jacobson TA, Engler MB, Alger HM, Appel LJ, Mozaffarian D (2017). "Omega−3 Polyunsaturated Fatty Acid (Fish Oil) Supplementation and the Prevention of Clinical Cardiovascular Disease: A Science Advisory From the American Heart Association". Circulation. 135 (15): e867–84.

30. Goldberg RJ, Katz J. A meta-analysis of the analgesic effects of omega-3 polyunsaturated fatty acid supplementation for inflammatory joint pain. Pain. 2007;129(1-2):210-22317335973.

31. Stamp LK, James MJ, Cleland LG. Diet and rheumatoid arthritis: a review of the literature. Semin Arthritis Rheum. 2005;35(2):77-9416194694.

32.Donadio JV Jr, Larson TS, Bergstralh EJ, Grande JP. A randomized trial of high-dose compared with low-dose omega-3 fatty acids in severe IgA nephropathy. J Am Soc Nephrol. 2001;12(4):791-79911274240.

33. Durrington PN, Bhatnagar D, Mackness MI, et al. An omega-3 polyunsaturated fatty acid concentrate administered for one year decreased triglycerides in simvastatin treated patients with coronary heart disease and persisting hypertriglyceridaemia. Heart. 2001;85(5):544-54811303007.

34. Bays H. Clinical overview of Omacor: a concentrated formulation of omega-3 polyunsaturated fatty acids. Am J Cardiol. 2006;98(4A):71i-76i16919519

35. Stalenhoef AF, de Graaf J, Wittekoek ME, Bredie SJ, Demacker PN, Kastelein JJ. The effect of concentrated n-3 fatty acids versus gemfibrozil on plasma lipoproteins, low density lipoprotein heterogeneity and oxidizability in patients with hypertriglyceridemia. Atherosclerosis. 2000;153(1):129-13811058707

36.Yokoyama M, Origasa H, Matsuzaki M, et al. Effects of eicosapentaenoic acid on major coronary events in hypercholesterolaemic patients (JELIS): a randomised open-label, blinded endpoint analysis. Lancet. 2007;369(9567):1090-109817398308

37.Marchioli R, Barzi F, Bomba E, et al. Early protection against sudden death by n-3 polyunsaturated fatty acids after myocardial infarction: time-course analysis of the results of the Gruppo Italiano per lo Studio della Sopravvivenza nell'Infarto Miocardio (GISSI)-Prevenzione. Circulation. 2002;105(16):1897-190311997274PubMedGoogle ScholarCrossref

38. Bucher HC, Hengstler P, Schindler C, Meier G. N-3 polyunsaturated fatty acids in coronary heart disease: a meta-analysis of randomized controlled trials. Am J Med. 2002;112(4):298-30411893369.

39. Brian G. Feagan, MD; William J. Sandborn, MD; Ulrich Mittmann, MD; et al. Omega-3 Free Fatty Acids for the Maintenance of Remission in Crohn DiseaseThe EPIC Randomized Controlled Trials. JAMA. 2008;299(14):1690-1697. doi:10.1001/jama.299.14.1690

Notizen:

Notizen:

-

Notizen:

Notizen:-

Notizen:

Notizen:

www.ingramcontent.com/pod-product-compliance
Lightning Source LLC
Chambersburg PA
CBHW032341200526

45163CB00019BA/3112